AME 医学科普系列图书 10B001

别瞎忙了！
健康的关键就在肠道菌

主编：庄曜宇　王志轩

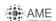

www.amegroups.com

图书在版编目（CIP）数据

别瞎忙了！健康的关键就在肠道菌 / 庄曜宇，王志轩主编 .—长沙：中南大学出版社，2018.1

ISBN 978 - 7 - 5487 - 3044 - 6

Ⅰ.①别… Ⅱ.①庄… ②王… Ⅲ.①肠道菌素 - 普及读物 Ⅳ.① R996.1-49

中国版本图书馆CIP数据核字（2017）第 267642 号

AME 医学科普系列图书 10B001

别瞎忙了！健康的关键就在肠道菌

BIE XIA MANG LE! JIAN KANG DE GUAN JIAN JIU ZAI CHANG DAO JUN

庄曜宇　王志轩　主编

□丛书策划	郑　杰　汪道远　李　媚
□责任编辑	陈海波
□责任校对	石曼婷
□责任印制	易红卫　潘飘飘
□版式设计	朱三萍
□出版发行	中南大学出版社
	社址：长沙市麓山南路　　邮编：410083
	发行科电话：0731-88876770　传真：0731-88710482
□策 划 方	AME Publishing Company 易研出版公司
	地址：香港沙田石门京瑞广场一期，16 楼 C
	网址：www.amegroups.com
□印　　装	天意有福科技股份有限公司

□开　　本	787×1092　1/44　□印张1.182　□字数26千字　□插页
□版　　次	2018年1月第1版　□2018年1月第1次印刷
□书　　号	ISBN 978 - 7 - 5487 - 3044 - 6
□定　　价	29.90元

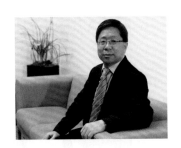

庄曜宇 | 台湾大学生医电子与资讯学研究所教授兼所长
美国哈佛大学癌症生物学博士

◆ 台湾大学永龄生医工程中心主任
◆ 台湾大学医疗器材研发中心副主任
◆ 台湾大学基因体医学研究中心生物资讯暨生物统计核心实验室主持人
◆ 台湾大学电机工程学系、生命科学系、肿瘤医学研究所、流行病学与预防医学研究所教授
◆ 中央研究院基因体研究中心合聘研究员
◆ 美国国家卫生研究院（NIH）首批参与生物晶片开发及其应用的学者
◆ 2015年荣获乳癌防治基金会之第五届乳癌杰出研究奖
◆ 近两年致力于以基因检测技术和生物资讯来深入研究肠道菌与精准医学

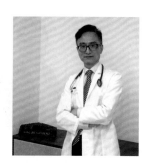

王志轩 | 琳安诊所精准医学中心主治医师
台湾大学生医电子与资讯学研究所博士

- 基因健康管理师专业证照
  [美国贝勒医学院（Baylor College of Medicine）、香港中
  文大学医学院]
- 台北荣民总医院特约主治医师
- 美国Cleveland Clinic心脏医学中心临床研究员
- 台湾心脏学会专科指导医师
- 台湾老年学暨老年医学会专科医师
- 台湾精准医学学会会员
- 阳明大学教育部部定助理教授

AME医学科普系列图书序言

一位好友，她的先生是香港的一位医学教授。不久前，她跟我分享了她先生被她的父母戏称为"不懂医"的经历。

20世纪90年代，她和她先生认识时，他已是医学博士，那时她父母觉得博士就是什么都懂了，所以无论头痛脑热还是民间偏方，都会问他，但他经常是想了想之后说："这个我不太知道。"后来，她得了心肌炎，遍访名医，一直没治好，甚至病情越来越严重。连自己妻子的病都束手无策，这就让她父母觉得他更加"不懂医"了。

她先生的观点是：其实每一个医生的知识都是有限的，很多时候会被局限在自己的研究领域里，而一知半解的知识往往会误导患者。所以，就算是熟人请教病情，他也只会将自己知道的告诉别人，不知道的就说不知道。

2006年，她在英国一家规模不是很大的医院，由一位年资不高的医生通过射频消融的方法，治愈了困扰她十多年的心脏早搏。而在四年前，她父亲得了前列腺癌，放疗后因严重并发症——放置导尿管后的剧痛和出血，一度生命垂危。她的先生查找了很多资料，请了多位医生帮忙会诊，虽然最后在一定程度上控制住了出血，但她父亲生活质量仍很差，不可逆转。

这更让她深刻明白了，这些在普通人眼里认为什么都该懂的医生所面临的挑战。

她由衷感叹，医生对患者负责，无论主观还是客观，都不容易做到。作为医生，本着对患者负责的态度，切忌妄言。实事求是是一种美德，但实事求是不是放任不管，而是应该不断寻求新知识、想新办法，有所突破、有所作为。

AME推出"医学科普系列图书"，精心打磨内容，层层把关文字，参与编撰的专家均是在各自领域深耕多年的临床医生或专家学者。我们所期冀的是——您在越来越"懂"的同时，和我们一样，时刻对医学抱有"不懂"的敬畏之心。"知之为知之，不知为不知"才是医学进步的动力。

我们希望书里鲜活生动的故事、图文并茂的内容，能推广或普及一些医学的新技术、新观念，呼唤大众更关注健康，有意识地去选择一些健康的生活方式；更希望在科普的同时，能够带您走近、回归医学的本源——无论是西医的"视触叩听"，还是中医的"望闻问切"，都说明了医学之艰深辽阔，并非纸上笔墨能道尽；遇到问题时，更应寻求专业医生的帮助。因此，我们对书中观点不作评议，更不希望读者依葫芦画瓢、照本宣科去治病。

如果这个系列的图书，能够为您开辟新的角度与视野，提供一些帮助与启发，便已善莫大焉。"吾生也有涯，而知也无涯。"医学科普，无论于写书人，还是于读书人，都有如浩瀚银河中的摘星之旅。愿我们皆可博学之，审问之，慎思之，明辨之。以此共勉。

是为序。

汪道远

AME出版社社长

前言

近10年前，我的老东家——美国国家卫生研究院（NIH）发起了一项研究计划，即"人类微生物组计划"，研究肠道、口腔、鼻腔、生殖道与皮肤，人体这五个部位的微生物菌群。我在美国的硕士论文就是有关微生物研究方面的，所以在那一刻，我曾闪过一个念头：这么多的微生物与我们共生，除了我自己的专业研究外，我应该撰写一本相关的科普书籍，让这样的知识能广泛地传递出去。

2017年，出书因缘成熟。王志轩医师是我多年的同窗，我们都一致认为，从微生物的角度看，这是一个全新的视野，是医学发展的新趋势。王医师是台北荣民总医院的知名主治医师，并且有自己的诊所，而我是学术界的专家，我们就这样一拍即合，合作出书，成了一种另类的"产学合作"。

与我们共生的微生物组，大多数都在肠道之中，"肠道菌"当然就是重点中的重点。相关的医学研究都正在深入而快速地发展中，但可以确定的是，"肠道菌"影响我们健康的层面相当广泛，远远超过我们的想象。成语有云："牵一发而动全身。"一根头发虽细，但肉眼还可见，而肠道菌更不简单，非得用显微镜才能观察得到它，它虽然超级渺小但是影响却相当大。或许健康也是"魔鬼藏在细节里"吧！

这本口袋书，王医师与我极尽所能地摆脱学术报告的窠臼，用浅显易懂的句子来表达医学新的知识。期望拿到这本书的读者，都能从中获得新的观念，进而了解肠道菌之于健康的重要性。

最后，感谢林庭蔚先生从这本书的筹划开始所提供的各种帮忙和协助。还有赖亮全副教授、蔡孟勋副教授与卢子彬助理教授，三位台湾大学老师在百忙之中协助校稿并提供宝贵建议，非常谢谢他们。当然，如果没有AME出版公司的大力支持，这本书是不可能问世的。

目　录

第一章
肠道菌——人类自我探索的下一块拼图

　　肠道菌与人类之间的共同演化，由来已久！随着人类基因的解码，我们逐步揭开了基因的神秘面纱。令人惊讶的是，人类的基因数远比当初推测的还要少很多。就算人类是目前宇宙中唯一知道的"最高等"生物，但控制我们成长、思考及行动的基因，只有区区2万多个，甚至比起老鼠的2万9千多个及稻米的5万多个还少。在有限的基因数中，人体是如何运行复杂的生理机能的呢？其实是肠道菌的成千上万个基因帮了大忙！例如：人类本身不具备合成某些维生素的基因，但肠道菌却可协助我们合成。这样的共生机制，使得人类可以以极精简的基因数，来执行细密复杂的运作。

　　与人类共生的微生物包含了肠道菌，种类众多，非常多样化。在健康状态下，肠道菌会与人体自己的细胞组织维持一个平衡。这样的平衡会受人体、微生物及自然界多方面因素的影响。如果这种平衡受到侵扰甚至失衡，则称为"菌群生态失衡"（Dysbiosis）。这种失衡现象不仅会使得微生物在人体共生的部位引发不适甚至是疾病，如消化道或皮肤方面的疾病，也可能造成全身系统性损伤，还可通过各种生化途径，造成共生部位以外的远处器官发生代谢的问题或病变。为了深入了解人体微生物的组成及其对我们健康的影响，美国政府投入了巨额经费，执行"人类微生物组计划"（Human Microbiome Project，HMP）。

美国作家梭罗（Henry David Thoreau）的《湖滨散记》，详细记载了作家在乡间生活的点点滴滴。梭罗尝试回归大自然，欣赏一切生命的原来面貌，并对周遭的"小生物"献出大大的礼赞。更微小的肠道菌也体现了其生命的价值："一只像浮木似的普拉梭菌[1]在肠液中自在地游着。一忽儿向这个方向晃了两下，一忽儿又冲向另个方向。但每次总不出数毫米之遥；接着，忽然做了一个漂亮的回转而停下来，翻了一个优雅的跟斗，并消化了可溶性纤维[2]，顺势释放出丁

---

[1] 普拉梭菌（Faecalibacterium prausnitzii）：一种肠道益菌。可分泌丁酸与其他短链脂肪酸，具有抗发炎的特性。

[2] 可溶性纤维：一种益生元。食物中的一种成分，可促进消化道中肠道益生菌的生长与活化。

酸（Butyrate）与其他短链脂肪酸。这时，仿佛人体全部细胞都注视着它，等待着它所嘉惠的恩泽。"一只肠道菌，即使在人体最深、最寂寞的地方，仍展现其生命的光辉，让人不由得怀着敬畏且谦虚的心，感叹大自然的奥妙。

就让我们一起来趟肠道菌探索之旅吧！

第二章

什么是微生物组与肠道菌？

也许对卑微渺小的微生物过于感兴趣，会惹人嫌。现代细菌学始祖——法国科学家路易·巴斯德（Louis Pasteur），就曾因为在参加宴会时，拿出放大镜仔细端详呈上的美食，寻找微生物的踪迹，而引起宴会主人的不悦。事实上，我们无法躲避它们，因为微生物永远与我们为伍，而且数量大到让你难以想象！

我们的身体大约由30兆个细胞所组成，但令人惊讶的是，另外还有相当多的微生物与我们共生，依存在人体内部与表面。它们大多是在消化道中，其数量甚至比我们的细胞总数还多很多[1]。这不禁让人思

---

[1] 与人体共生的微生物组，过去有种说法是比人类细胞总数还多10倍。最新的研究估计，人体细胞与微生物组的比例接近1:1，人体细胞约30兆，微生物组约40兆。但这并非指微生物的重要性降低，而是能有较准确的估算数字可供讨论。这个比例也会有细微的动态变化，因为我们每次排便就会排出数兆的细菌。

考一个从古至今的哲学问题：到底我是谁？谁又是我呢？这些为数众多的微生物包含了细菌、霉菌与病毒等，构筑了我们身体的微生物组（Microbiome）（图2-1）。

2017年科学研究的结论显示，微生物出现于约45亿年前，是已知地球上最早的生命体。现代智人（Homo sapiens）直到20万年前才出现。在没有人类的远古时代，微生物无所不在！陆地、海洋与天空，环境中的每个角落都有其踪迹！微生物与人类的共生关系历史悠久，我们与它们之间的互动，甚至影响了各个器官组织的演化！

人体的微生物组，与我们的健康密切相关，在人

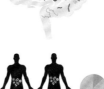

※肠道菌组之非重复性基因约有330万个

※与人体共生的微生物组(细菌、霉菌与病毒等)：
● 总数约 40 兆。
● 其数量与人体细胞数的比例接近 1:1。
● 被确认的有超过一万种。
● 其基因数是人体基因数的 500 倍。

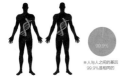

※人与人之间的基因
99.9%是相同的

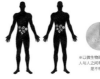

※以微生物的角度而言，人与人之间有80%~90%
是不相同的

图2-1　人体微生物组相关的数字表现

体的运作机能上，扮演着重要的角色。我们肠道里的细菌，称为"肠道菌"，是由上千种细菌组成的，总重量约有1.5 kg。在这当中，有些是益菌，协助器官的功能发挥；有些则是坏菌，会造成危害，甚至可能引发严重疾病。肠道益菌能帮助我们进行食物的消化与吸收，例如把蛋白质消化成小分子氨基酸并协助吸收，还能合成人体必需的重要营养素[1]，但只要接受一个疗程的抗生素治疗，你的肠道菌与整体菌相的"均势"，就有如遭遇一场核弹浩劫般被破坏，需要接近一年才能缓慢重建。

从基因的微观角度来看，我们与肠道菌之间的紧密关系更加惊人！人类有2万多个基因，这是人体器官运作的"蓝图"。然而与我们共生的微生物组所拥有的基因却高达成千上万个。这些基因的表现，对我们有利也有弊，一直影响着我们的健康。

每个器官组织分布着各不相同的微生物，依存在肠道、口腔、鼻咽腔、生殖道及皮肤的微生物种类皆不一样（图2-2），甚至同一器官在不同部位都可能有相异的微生物。"亚麻短杆菌"（Brevibacterium linens）这种细菌存在于你的脚底板，它们会消化氨基酸，并转换成甲硫醇（Methanethiol），发出难闻的气

---

[1] 维生素B$_{12}$、维生素K、叶酸及生物素（Biotin）等。

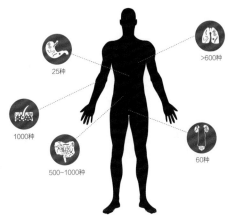

图2-2　细菌依附在人体各部位，且种类及数量各不相同

味。奇妙的是，这种微生物也被利用来制成口味甚佳的林堡起司（Limburger cheese）！

在正常情况下，胎儿离开母体时，会与外界的微生物做第一次接触，微生物开始在他（她）的身体表面与体内共生、茁壮成长。从产道生产的婴儿，其共生的微生物组与母亲的产道类似；而剖腹产的婴儿，会从母亲的皮肤上获得此生的第一组微生物。此后，我们身体的微生物组就受到生活周遭环境的巨大影响（图2-3）。以饮食为例，喝母乳与喝配方奶的婴儿，肠道菌就有显著不同。你的微生物组就反映了你的生

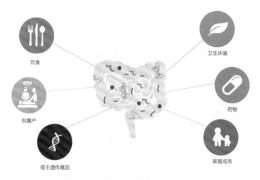

图2-3　影响肠道菌相的因素

活环境！在一项研究中，科学家发现，门把与地板的细菌会与该居住者皮肤上的细菌相符。若有人离家一周，家中环境的细菌组合也会改变。若举家迁徙，只需要几天的时间，他们身上的细菌就能栖息在新的住所。

　　孩童在婴儿期至幼儿期的微生物组会历经极大的变化，直至成人才逐渐稳定（图2-4）。人与人之间的微生物组，也表现出将近20%的显著差异。你家狗狗的微生物组甚至会比你邻居的还要跟你相近！这意味着，我们每个人都有着截然不同的微生物组。近年的医学研究逐渐显示，这些具有个人化特性的微生物组（Personal microbiome）与器官组织运作及人体健康有着密不可分的关系。

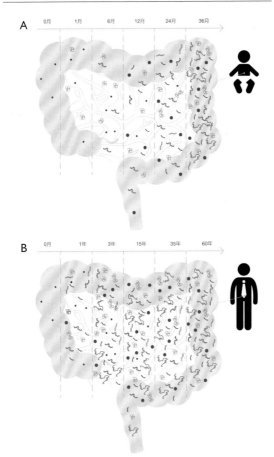

图2-4　（A）肠道菌相在幼儿时期历经极大的变化；
（B）肠道菌相随年龄的增长而趋于稳定

第三章

肠道菌对健康有何影响?

　　身边颇具权威的医疗院所，大家都了如指掌，对院内的名医也知之甚详。但我们肚子里的肠道菌，对我们的健康影响更大，一般人却无视它们的存在，更甭提知道细菌的名字了。即使是肠胃科医师，他们对肠道菌的了解，甚至比对癌症形成的原因还要模糊。

　　近几年的医学研究逐步发现，肠道菌的影响层面广大（图3-1），它们比我们想象的更重要，甚至与许多疾病有高度的相关性。例如：炎性肠道疾病、代谢性疾病、心血管疾病、神经相关病变、免疫疾病与癌症等，甚至与精神相关的疾病如忧郁、焦虑及自闭等，都有研究证据显示与肠道菌有关联。但是目前能明确认定的，仅有少数疾病，肠道菌在其中扮演着主角，是疾病形成与变化的源头。至于其他大多数的疾病，只发现与肠道菌高度相关，但究竟谁是因、谁是果，还需进一步的研究。

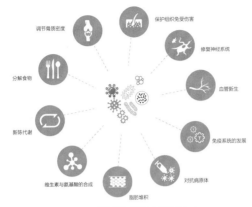

调节骨质密度

保护组织免受伤害

修复神经系统

分解食物

血管新生

新陈代谢

免疫系统的发展

维生素与氨基酸的合成

脂肪堆积

对抗病原体

图3-1 肠道菌的影响层面广大

1 肠道疾病

　　肠道菌与肠道疾病的关联，似乎想当然了。例如：若不幸发生肠道坏菌"艰难梭状芽孢杆菌"（Clostridium difficile）的感染时，肠道益菌会扮演极为明确的关键救援角色。此种肠道坏菌的感染容易发生在住院的重病患者身上。临床实验结果显示，将含有肠道益菌的健康者粪便移植到这种肠道感染患者的肠道内，该患者就比较容易治愈，也就是说粪便也能治病！另外一类"炎性肠道疾病"，如：溃疡性结肠炎及克罗恩病变，也与肠道菌息息相关。肠道菌的种类在健康人与上述两类患者之间有极大差异。有些患者经正常人粪便移植后，症状也确实大大改善。总而言之，肠道菌与这类肠道病变的关联，非但不是巧合，甚至很可能直接参与疾病的引发。而这种粪便移植的研究性治疗方法，未来很有可能成为治疗"艰难梭状芽孢杆菌感染"及"炎性肠道疾病"的标准方法。

2 肥胖、糖尿病等新陈代谢疾病

肠道菌帮助我们对食物进行消化和吸收，影响着身体的新陈代谢。所以合理地推测，肠道菌跟肥胖及2型糖尿病[1]有关。研究也显示体重过重者与体重正常者，有截然不同的肠道菌组成。体重在标准范围内的人，肠道内有较多的类杆菌（Bacteroides），过重者则是以厚壁菌（Firmicutes）为主。体内厚壁菌与类杆菌的比例过大或脱铁杆菌（Deferribacteres）的数量过多，会有肥胖倾向。此外，身材标准的人，其体内肠道菌的种类也比过胖的人更具有多样性（图3-2）。

动物研究显示，将基因改造成易胖小鼠的肠道菌

---

[1] 2型糖尿病占所有糖尿病病例九成以上。与1型不同的是，2型糖尿病患者的身体仍会制造胰岛素，但不是量不够就是无法被身体善加利用，而且是一种慢性的代谢疾病，通常发展较缓慢，患者可能经过数年才知道自己患病。

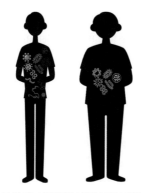

身材精瘦的人的肠道菌比过胖的人更具有多样性；
饮食越多样性，你的肠道菌也会越多样

图3-2 肠道菌与肥胖的关系

并移植至体内无细菌的小鼠，结果导致无菌小鼠体重明显增加且脂肪堆积。将人类肠道菌移植到动物肠道内的实验中也发生了同样情况：将人类肥胖者的肠道菌移植至无菌小鼠肠道内，会造成胖小鼠；移植的是人类瘦子的肠道菌，则会造成瘦小鼠。因此合理推断，肠道菌与肥胖的关系绝非巧合，它们甚至可能直接参与我们体重的控制。除此之外，糖尿病患者与非糖尿病者的肠道菌，也有很大的差异。如果我们没发现胖子与瘦子的肠道菌组成截然不同，也许今日我们还只将肥胖归咎于这些体重过重的朋友是吃了太多"垃圾"食物，或者认为他们是完全不运动的懒虫呢！

肠道菌也是"自私的基因"[1]的继承者。基因的行为表面看上去是自私的（The selfish gene），也就是说，在生物体中的基因会无所不用其极地想尽办法让自己的基因永恒地（The immortal gene）传递下去。肠道中的变形菌（Proteobacteria）就是一个例子。它产生的脂多糖（Lipopolysaccharides）不仅会引发与肥胖有关的炎症或胰岛素抗性，还会刺激内源性大麻素（Endocannabinoid）的产生，造成食用脂肪后的欢愉感，进而诱发摄取更大量的脂肪，而充足的脂肪又使得肠道内的变形菌数量增加，形成恶性循环。

3　心血管疾病

肠道菌也与心血管疾病有关。肉类食物含有大量的肉碱（Carnitine），经肠道菌分解后，会转变为氧化三甲胺（Trimethylamine oxide）。此种化合物若在血液中的浓度过高，会增加心力衰竭的风险。因此减少肉类的摄取，会降低肉碱的吸收，进而减少血液中

---

[1]　《自私的基因》是英国进化生物学家理察德·道金斯（Richard Dawkins）于1976年出版主要关于演化论的书。道金斯使用"自私的基因"来表达以基因为中心的进化论观点。这种观点与基于物种的进化论观点不同，反而能够解释生物体之间的各种"不自私且利他"的行为。两个生物体在基因上的关系越紧密，就越有可能表现得无私。

氧化三甲胺的浓度而改善重症心衰竭患者的症状。这再一次地显示，肠道菌与许多看似不相干的疾病，有高度的关联性，并有可能以此相关性来发展新的治疗模式。有研究机构尝试以基因工程技术"关掉"相关细菌制造氧化三甲胺的基因，并以此基因改造的细菌取代部分心衰竭患者的肠道菌来改善症状。此种新的治疗技术虽然尚未成熟，还有待进一步突破，但利用"细菌预防法"为某些疾病提供更安全、更有效的治疗方式，已为人类更美好的未来，开启了一扇希望之窗。

4　大脑及神经系统疾病

肠道菌也影响大脑及神经系统发育，会左右我们的情绪与行为，甚至可能导致神经系统病变。我们情绪的起伏也会反向影响消化道细菌的行为。科学家正尝试抽丝剥茧地找出肠道菌与大脑及神经系统功能性相关联的证据，并进一步探索在神经退化及精神疾病中肠道菌所扮演的角色。2016年底科学家发现肠道菌与帕金森病（Parkinson's disease）有关。某种特殊肠道菌的代谢产物会引发神经发炎与运动功能异常的现象。令人惊讶的是，在动物实验中，喂食抗生素借以改变肠道菌的组成与数量，大幅缓解了帕金森病患者的症状。然而，是否有机会像证实消化性溃疡与幽门

15

螺杆菌有关一样，使用特殊抗生素抑制致病的坏菌，从而对治疗帕金森病做出划时代的革命性贡献呢？这方面则有待进一步的实验证明。

这些微小的细菌如何介入大脑与消化道之间的连接机制，也还有待进一步研究（图3-3）。但我们体内到处都有感受器，会对肠道菌制造的代谢物所引发的信号产生反应。大脑亦然，举例来说，95%的血清素（Serotonin）是在消化道中制造的，极易受肠道菌的左右。而血清素能作用在大脑感受器，以调节食欲、幸福感及睡眠品质。这就是为什么我们能对肠道的生理反应有这么强烈的情绪感受。很难想象这些微小生物，竟然举重若轻地对整体健康状态有深远的影响。

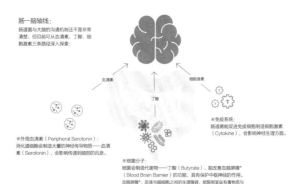

肠—脑轴线：
肠道菌与大脑的沟通机制还不是非常清楚，但目前可从血清素、丁酸、细胞激素三条路径深入探索。

血清素   丁酸   细胞激素

※外周血清素（Peripheral Serotonin）：
消化道细胞会制造大量的神经传导物质——血清素（Serotonin），会影响传递到脑部的讯息。

※细菌分子：
细菌会制造代谢物——丁酸（Butyrate），能改善血脑屏障※（Blood Brain Barrier）的功能，具有保护中枢神经的作用。
血脑屏障※：血液与脑细胞之间的生理障碍，能限制某些有毒物质与致病微生物进入中枢神经系统。

※免疫系统：
肠道菌能促进免疫细胞制造细胞激素（Cytokine），会影响神经生理方面。

图3-3　肠道菌对人情绪的影响路径

16

事实上大多数人都能感受到大脑产生的情绪直接对胃肠道的作用。每一种情绪都会反映在消化道上。当我们的情绪上下起伏，尤其是感到有压力或焦虑时，大脑会让身体分泌如肾上腺素、正肾上腺素等压力荷尔蒙。它们会在血液中循环，让你心跳加速、手心出汗，同时也会作用在消化道中，改变消化道的生理与生化功能，进而影响肠道菌。所以在大脑与消化道的双向沟通中，肠道菌可能是媒介者，也可能是受影响者。不管如何，都与我们的健康休戚与共。

5　慢性炎症、免疫系统疾病、慢性疾病与癌症

近年来的科学研究明确指出，肥胖症、糖尿病与癌症等慢性疾病发生的成因都与"慢性炎症"有关。但这关肠道菌什么事? 肠道菌在其中扮演什么角色? 原来有相当多的证据显示，特定细菌所释放的内毒素及其他有害分子会经肠壁"渗漏"至血液中。这些渗漏物质会触发人体的免疫反应而导致炎症。慢性炎症是经由一系列的炎症介质，而对身体造成诸多伤害。例如: 会影响血糖浓度、肝脏对胰岛素的反应、血管内皮细胞 (Endothelial cells) 的健康，甚至直接影响细胞核内基因的表现 (表观基因学)。这些科学观察与实验揭露了肠道菌与慢性炎症、免疫系统疾病、诸多慢性疾病如糖尿病、肥胖症、动脉硬化与癌症之间的

关系。

肠道菌占了我们体重的2%。若没有它们，我们早就"三振出局"了。不过这一大群细菌称得上是鱼龙混杂，甚至也经常上演"无间道"，没有永远的益菌，也没有彻底的坏菌。它们与我们的肠道细胞维持着某种动态的"均势"，尝试维系着个别"次佳"的利益，像是玩着诺贝尔经济学奖得主约翰·纳什（John Nash）的"合作赛局"！

第四章
饮食与肠道菌的关系

　　医学实验研究已明确显示，饮食习惯的改变对肠道菌有深远的影响。如果从高热量及高脂肪等典型的西方饮食习惯，更改为低脂肪高纤维饮食，在短短的两周内，即可看到肠道菌种类与数量会明显改变。令人吃惊的是，如果改回原本的西方饮食习惯，肠道菌的组成也会变回原来的菌相。但科学家也有好消息给爱好咖啡及茶的人，适量喝这些饮料有可能促使肠道里的细菌更健康，也更多样化。但若喝含糖饮料其效果却是恰恰相反的。这显示肠道菌的种类与数量是因个人的饮食习惯而异，但也有其体质的特殊性。而且在外界环境没有重大的改变下，会维持其恒定性。

　　肠道菌种的多样性（Diversity）能促进我们的健康（图4-1）。高纤维饮食有助于肠道菌的多样性，而且也能进一步让代谢产物多姿多彩。因为研究显示，多样性的代谢产物，有助于人体健康的维持。相反，如

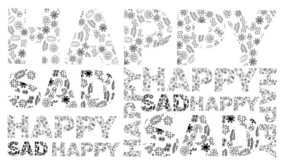

图4-1　肠道菌有多样，人生是彩色的；肠道菌很单调，人生是黑白的

果是典型的高热量与高脂肪的西方饮食，会降低肠道菌的多样性，也减少了代谢产物的复杂度，并且会有营养上的缺失，从而损害健康。肠道菌多样性的变化是极其快速的过程，受饮食偏好与习惯影响很大。即使从小到大生活在相同的饮食文化下的人的肠道菌组成，只要其到别的国家居住，遵循当地的饮食习惯，不到两个星期，他的肠道菌的菌相就会大幅更替。

　　研究也显示，有些代谢性疾病如胰岛素抵抗（糖尿病的前身）的患者，一旦失去肠道菌的多样性，便无法像正常人一样，没那么容易恢复较多样性的健康菌相。所以长期的西方饮食习惯，容易导致胰岛素抵抗甚至糖尿病。而一旦发生，就像走上不归路，很难再扭转回来。有关人体的所有代谢变化，肠道菌在其中扮演了举足轻重的角色。

特定饮食习惯如何影响生存在肠道里的微生物，这部分还有待深入探究。不过，合理的推测是：当摄取大量同性质的食物及饮料后，肠道内负责消化及代谢此类食物的细菌量就会增多，而间接改变了细菌之间的生态平衡。至于这些细菌的种类及其数量的消长，对人体是有益或有害，则是另一个待探讨的问题。

对于如何更新并塑造更健康的肠道菌相，是个热门且重要的课题，并且有潜力成为疾病辅助治疗的新趋势。这有赖于未来整合食品科学、代谢组学及相关肠道菌的微生物组学，才能进一步将这些研究的新发现转化为有益我们健康的"科学性食疗"，将老祖宗传承下来的食疗观念发扬光大！

第五章
可以借改变肠道菌而促进健康吗?

　　肠道菌比以往我们所认知的更贴近于我们! 许多饮食习惯甚至疾病与肠道菌有密切关系。但如果想要进一步利用肠道菌来促进我们的健康, 有什么好方法呢?

　　在正常情况下, 肠道菌唯有在肠道壁细胞的呵护下, 才能化腐朽为神奇, 演绎出不可思议的生命探戈双人舞。如果从生龙活虎的你的肚子中取出一个肠道菌, 若不经由实验室的特别处理, 这个细菌会顿时死亡, 与一粒沙无异。理论上, 我们可在实验室里培养它们, 利用基因工程技术改善肠道菌的功能, 以制造更多的维生素或其他有益健康的营养成分, 并减少有毒代谢物的产生, 甚至直接排除有害身体的毒素或化合物。例如基因改造的肠道菌能侦测体内有毒化合物, 并紧接着引发一系列的解毒反应, 以利排清毒素。另外，某些肠道益菌能够移除或代谢我们吃进去的药物（图5-1）。所以通过饮食、益生菌或甚至基因改造细菌，来控制这些有特殊药物代谢能力的肠道菌的数量，可能会借此改变我们对药物治疗的反应。

事实上，细菌自己本身就具有从环境中捕捉各种来源的DNA片段或环状DNA质体（Plasmid）加入自有基因体的能力，借此取得原来没有的基因。就像一同在池子里游泳玩耍一般，池子里任何角落激起的涟漪，都能传到其他角落。细菌能从环境中撷取原本缺乏的遗传信息，走向生生不息的演化之路，就好比我们只要加入"复仇者联盟"就能从中获取神力般那样不可思议！

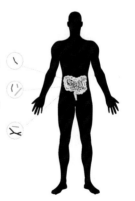

益生菌（probiotics）能帮助消化系统维持平衡，促进消化道的健康，以下是六种知名的益生菌：

芽孢型乳酸菌（lactobacillus sporogenes）：会产生孢子，对热、酸具有安定性，能通过胃部，顺利抵达肠道，发挥其用。它会协调各异常的消化问题，如腹泻与便秘。

嗜酸乳杆菌（lactobacillus acidophilus）、干酪乳酸杆菌（lactobacillus casei）与鼠李式乳酸杆菌（lactobacillus rhamnosus）：这三种益生菌，在小肠中对我们的健康与消化功能扮演重要角色。维持这些菌种的平衡，能发挥完整的消化功能并促进健康，避免腹泻与便秘。

比菲德氏菌（bifidobacterium bifidum）与龙根菌（bifidobacterium longum）：这两种菌主要生存在大肠中，能够协助维生素的制造与吸收，还有对于胃肠道功能的促进、免疫与消化系统的发挥有关键的作用。

图5-1　益生菌（Probiotics）对健康的正面影响

此现象可以说明：不同饮食习惯的族群中的同一种肠道菌，因食用不同食材而具有不同的基因。这可进一步证实饮食不仅对我们身体有直接的影响，更可以通过改变肠道菌，间接影响我们身体机能的稳定状态。

水能载舟，亦能覆舟。这项特异功能有时也会走火入魔！肠道菌也可能捕捉了抗药性基因、基因改造作物的改造基因或食品添加剂而诱发新的不利人体的基因表现，反而对人体健康有负面的影响。

虽然借由基因工程技术改造细菌已是实验室的常规工作，但关键是需要多少解毒的反应才够？会不会有意想不到的不良反应？这些疑虑及未知之处，还需进一步研究，才能把实验室的假设转为临床的实际运用。

除此之外，这样的基因改造技术还有道德上的疑虑。利用改造人体的肠道菌来促进健康，在实际执行过程中可能会遇到阻碍。尤其现在许多国家或地区对基因改造食物有极大的排斥感，更不用说将改造的细菌直接送到人的肠子里！除了既有的法规限制外，可预料到将会遇到一些发展困境！

这些阻碍虽然相当程度阻却了基因改造技术的实际应用，但并不代表这样的研究对人类毫无贡献。我们或许有可能采取另一个途径，就是基因改造家禽与家畜如鸡、猪等的肠道菌,让它们制造更多的维生素或其他有益健康的营养素,通过食用家禽与家畜来促进我们的健康。因为基因改造的肠道菌,绝大部分存在于动物的肠道内,所以当我们食用后,不用太担心摄取到基因改造的肠道菌。

总而言之,肠道菌对我们身体的影响重大。增进对它们的了解,并尝试多方面创造性地应用,将有机会前所未有地改善我们的健康,并在未来成为疾病治疗的新模式。

第六章
肠道菌如何检测呢?

肠道菌有上千种,绝大多数无法在实验室用培养皿(Petri dish)来培养,原因在于有些微生物要求的生长环境严苛,甚至是严格厌氧;有些则是在自然环境中与其他微生物形成共生关系,在实验室中很难模拟出这样的环境条件。所以为了精确分析菌种,需要通过直接采集我们的粪便来进行检测。在粪便检体中,抽取所有微生物的"脱氧核糖核酸"(DNA),借由分析微生物细胞的核糖体(Ribosome)[1]中某个重要构造"16S ribosomal RNA"的对应基因,能对我们要分析的物种做一般性的分类(图6-1)。其中会选用16S ribosomal RNA的基因来做菌种鉴定,是因为核糖体是细胞制造蛋白质的工厂,所以在生物的演化过程中,它的基因变异速度较慢(Highly conserved)。

---

[1] 核糖体是细胞合成蛋白质的机器。

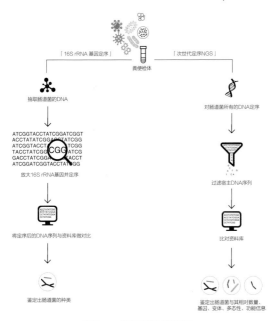

图6-1 肠道菌检测流程

比起一些较不重要、突变速度较快的基因,此基因变异速度算是比较合适评估演化的差异性,可作为菌种鉴定的标的。在收集到检体后,我们将此基因中高度变异的区域(Highly variable regions)放大(Amplifying)并定序(Sequencing),利用得到的序列信息,作为分类与鉴定微生物的种类或群落的根据。这样的分析方法大致可辨别一般细菌的"属"（Genus）[1]，有时甚至可辨别其"种"（Species），作为简易的初步分类。

但如果想要更精准地得知细菌的种类及它们对人体的影响，就必须再通过更先进的方法，那就是"次世代定序"（Next Generation Sequencing，NGS）（图6-1）。利用先进的高通量（High-throughput）次世代定序仪，我们能同时分析数百万个DNA片段，接着利用进阶的生物信息分析平台，得到个别细菌基因组中的数百个基因序列片段，再将所得到的众多序列片段组合成更完整的细菌基因组，这样就能够分析出成千上万种细菌的种类、数量及其复杂的生化代谢路径。并对照健康人的肠道菌组成及数量的参考数据与先前研究的报告，审慎评估，以利判别好坏菌对受检者可能的健康影响。

---

[1] 生物分类法：域（Domain）、界（Kingdom）、门（Division）、纲（Class）、目（Order）、科（Family）、属（Genus）、种（Species）。

第七章
肠道菌基因检测的价值

肠道菌的种类、组成与数量，因人而异。经由前面章节的介绍，我们知道我们身体的某些生理代谢功能，如：血糖变化与体重调整、疾病及饮食习惯，皆与肠道菌基因组的变化息息相关。检测个人肠道菌的基因组变化，能提供给医师及个人更多的身体信息，有助于健康以及提升医疗照护的品质。

肠道菌的天然平衡若遭到干扰，会造成菌群的生态失衡。许多的慢性疾病都与此有关。消化道疾病、如肠易激综合征，严重时甚至也会造成其他器官系统性的损伤。与肠道菌相关的疾病愈来愈多，包括克罗恩病、心脏疾病、自闭症、阿尔茨海默病、精神分裂症、气喘、湿疹、硬化症、系统性红斑狼疮、类风湿性关节炎、动脉硬化、癌症、肥胖症、糖尿病、营养不良等。预防与治疗的新趋势都指向同一方向：改善肠道菌的生态平衡！

　　个人肠道菌所提供的信息，可辅助医师对健康者进行的保健咨询以及对患者进行医疗照护。我们可以定期检测肠道菌的组成与数量变化，并进行肠道菌的趋势分析，借以评估饮食习惯与生活作息对肠道菌的影响（表7-1、图7-1）。通过向医师与健康管理师进行咨询，得到生活作息及饮食的建议，并发展个人化的健康计划或医疗措施。若发现明显异常时，应及时进行必要的医疗评估与检查，尽早诊断疾病，对症下药，降低患相关疾病的风险。

　　检测的样本必须为新鲜采集的粪便，采用经科学验证的先进基因检测技术平台，评估与疾病有关的肠道菌的基因生物标记。接着基因健康管理师提供受测者肠道菌分析的顾问服务，以进一步了解个人肠道菌检测结果的临床意义与对健康维护的建议。

　　目前针对下列相关疾病及临床症状，肠道菌的检测有健康维护及临床参考价值：

- 大肠癌预测
- 动脉硬化预测
- 过敏及免疫疾病预测
- 肥胖症肠道菌分析
- 饮食的适当性分析

表7-1 范例：具核梭杆菌（Fusobacterium nucleatum）

相关疾病	细菌名称	趋势分析
大肠癌	具核梭杆菌（Fusobacterium nucleatum） 健康影响： ● 与初次检测比较（2016年4月），此肠道菌数量减少为0.3%。 ● 根据研究显示，此肠道菌与大肠息肉、腺瘤及大肠癌的形成有显著关系。 ● 肠道菌基因分析与已知的大肠癌临床风险因子，如：年龄、体重及家族史相结合，更能准确区分健康者、腺瘤及大肠癌患者。 ● 肠道菌基因分析可辅助单纯粪便潜血检查。因为低全大肠镜检查的风险与清肠准备时的不适感。配合以上两种检查，还可降低全大肠镜检查的风险，更能早期侦测大肠癌的发生，即时施以适当的精准治疗。 ● 肠道菌基因检测可侦测早期大肠癌时，会有准确率不足的问题，阶段性安排肠道菌检测，更能早期侦测大肠癌的发生，能任数量期内明显降低此肠道菌的数量。 ● 饮食品质改善与生活作息调适，能任数量期内明显降低此肠道菌的数量。 建议： ● 即时接受医师与健康管理师的咨询与医疗评估，以降低患大肠癌风险。 ● 请遵循良好生活品质模式，维持适当体重，规律运动及多食生鲜蔬果的健康饮食。	0.3%

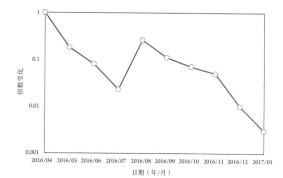

图7-1　具核梭杆菌（**Fusobacterium　nucleatum**）趋势分析报告

第八章
肠道菌基因检测与精准医学

1 精准医学是未来医学发展的新趋势

健康和长寿与外表、体格并没有直接关系。那些活到110岁以上的人与寿命短的同辈甚至晚辈相比较，有着特殊的"体质"。有些老奶奶到了90岁仍活跃如常，但是他们身边看似颇为健壮的徒孙辈们，却早已成了无法动弹、呻吟哀嚎的卧床患者。是什么原因造成这些人的体质不同呢？

秘密就藏在你我的DNA中！要了解这些"大数据"所隐藏的健康信息，着实不易。人类的DNA碱基对（Base pair）约有30亿，构成我们所说的"体质"。如果逐个字母印出，约可印1 000本圣经。即使是最简单的疾病，如感冒，医师对不同的人得了相同的感冒却有不同症状的"体质"因素，也说不出个所以然来，更不用说复杂的疾病，如癌症了。这就是过去医疗不够精准的原因！你能想象靠着搬1 000本圣经，放在家中，就能了解上帝旨意、参透人生了吗？

2000年美国前总统克林顿在白宫宣布人类基因组解码成功。15年后，2015年1月30日美国前总统奥巴马在同一地点召开记者会，宣布将正式启动精准医学计划（Precision Medicine Initiative）。从基因解码到精准医学，通过科学家团队的合作及永不止息的努力，我们迈向了将个人化医学推进至精准医学的愿景。简单来说，就是把接受医疗服务的对象，依不同"体质"归类，再给予最适当的健康促进模式或医疗服务。但什么是"体质"呢？除了家族遗传史、个人病史、不良用药纪录、生活型态、健康检查及高阶影像检查外，近10年还有两大方向，拓展我们对"体质"的了解：一是个人综合组学信息（Integrated personal omics information），也是精准医学的精髓——"分子的你"（Molecular you）。这包括了基因组学（Genomics）、转录组学（Transcriptomics）、蛋白质组学（Proteomics）、代谢组学（Metabonomics）以及以人体肠道菌为主的微生物组学（Microbiomics）等。二是智慧型穿戴、知觉感应系统等装置，透过行动运算、物联网及云端系统，取得个人生活信息的特征。

以上取得的资料皆以大数据（Big data）方式呈现。需要利用生物信息分析平台，转译成对健康医疗有用的信息。在受检者未生病前，根据个人"体质"，规划健康促进方案。之后这些信息，更进一步在疾病诊断、治疗及预后的评估中扮演决定性的角色，逐步迈向精准医学的愿景。

2　个人基因组学（Personal genomics）及肠道菌微生物组学（Gut microbiomics）检测

自2005年起，DNA定序及基因解码进入崭新时代，就是所谓次世代（Next generation）或大量平行模式（Massive parallel）定序平台开始蓬勃发展。有别于以往以选殖为基础的平台（Clone-based methods），受检的DNA片段（Each sequence read）长度上可缩短许多，而且数以百万计的DNA片段可在同一个微流体装置的表面同时进行定序。所以检测的费用可大幅降低，且检测速度显著提升。这样的方式所产生的资料量非常巨大，会以大数据模式输出。这就有赖于进阶的生物信息分析平台来排列（Alignment）、解码（Decoding）并注解（Annotation），成为有用的医学健康资讯。同时也拜近年来电脑科学及信息技术的蓬勃发展所赐，才有足够强大的分析工具，以参透"上帝的旨意"，逐步了解你我之间所具有的不同"体质"。

目前市面上生物技术界可提供的DNA定序产品及

信息项目包括：

（1）亲属关系鉴定（Relationship testing）。

（2）祖先溯源（Ancestry genetics）。

（3）遗传性状的了解。

（4）营养基因体学（Nutrigenomics）的发展：如个人化饮食的评估。

（5）检测隐性疾病携带者（Carrier）：如地中海型贫血及囊性纤维化（Cystic fibrosis）。

（6）检测单一基因遗传性疾病，包含遗传性癌症：如BRCA1有关的遗传性乳腺癌。

（7）针对常见多原因（基因及非基因，如环境与生活习惯等）疾病的患病风险评估：如癌症及动脉硬化疾病等。

（8）疾病分子分类：如癌细胞基因突变、基因表现及蛋白质表现与最适标靶药物治疗及预后评估。

（9）药物基因组学（Pharmacogenomics）的检测：预估个人对不同药物的反应。

（10）人体微生物组学（Microbiomics）的检测：如肠道菌对健康、宿主生理状况及疾病的影响。

3 个人基因体学及人体肠道菌检测开启精准医学大门

以DNA定序检测平台为工具的个人基因组学检测及肠道菌微生物组检测，所呈现相关医疗健康的新信息，已落实个人化医学的实践并开启了精准医学的大门。我们可以对未来健康医疗的运作，提出下列想象：

（1）每个人罹患某种特殊疾病的几率，在出生后或健康未患病时，可采用以DNA定序为基础的检测方法，进行罹病风险评估。

（2）通过血液检查（Liquid biopsy）检测循环肿瘤细胞（Circulating tumor cells）及循环肿瘤DNA（Circulating tumor DNA），以尽早发现癌症的可能性。

（3）整合RNA转译（RNA transcripts）、微RNA（MicroRNA）、蛋白质组学等基因表现模式，再配合代谢组评估（Levels of metabolites）、人体肠道菌检测及分子影像模式（Molecular image modalities），使医疗团队可在疾病仍无症状、只有最早期的分子表现（Molecular manifestation）时，就能确定诊断出癌症。

（4）以上检测所得的信息，也能提供医疗团队精准诊断疾病分子分类（Molecular classification），提供最适当的标靶药物，并预测不同治疗模式的预后，再借由适当的生活饮食方式，来改变肠道菌的种类及数目，进而恢复健康。

（5）药物基因组学（Pharmacogenomics）信息，

则可提供医疗团队药物的有效性、剂量及毒性评估。

从某个角度看，DNA其实很简单，只有4个叫做核苷酸的基本成分[1]。你能想象一种拼音文字只有4个字母，却能写出地球上这么多姿多彩的生命故事吗？更令人惊讶的是，地球上所有现代人（Homo sapiens）都是来自约20万年前一位东非"夏娃"的后裔，依照"一个蓝图、各自表述"，繁衍至现在约70亿的人口。由于基因10多万年的演化，不断累积细微的突变，再加上文化、人口迁移、通婚、生活习惯与环境等"表观基因学"的影响，造成每个人皆有独特的"体质"，能够充分地各自表述其健康的程度及疾病的倾向。如果我们对自己的基因更熟悉些，多了解与我们共生的微生物，通过生物信息分析平台所展现的个人体质，必然会更"精准"地帮助我们了解自己，享受生命的美好旅程。

---

[1] 核苷酸所包含的碱基有4种：腺嘌呤（Adenine）、胸腺嘧啶（Thymine）、胞嘧啶（Cytosine）、鸟嘌呤（Guanine），分别以A、T、C、G来表示。

第九章
天地有大美而不言　肠道有众菌而不炫

　　我们每一个人都是独一无二的自我，是神圣的存在体，是生命的主体，也是科学的事实。

　　但如果我们只依赖自己有限的基因来生活，那么肠道菌成千上万的基因该如何处置呢？

　　这趟肠道菌探索之旅下来，我们认识到生活在人体最深、最寂寞的大肠中的细菌不仅如一种"生物标记"（Biomarker），能够反映我们健康的情况，也同时记录着我们过去的生命轨迹，并监测着未来的方向。在我们尝试了解肠道菌、仔细研究它们的组成与功能时，花的工夫越多，就越发现，这些肠道菌在某种意义上，必然预知我们人类的未来！

　　相较于人体的大小，肠道菌就如《庄子·秋水》篇中点出的"太仓稊米"，非得用显微镜观察才能看到。但我们真能摆脱如井蛙、夏虫或曲士般的狭隘偏见吗？大与小的概念是相对的，"以道观之，物无贵贱"，更何况我们与众多肠道菌之间的关系乃是互利而共生！

《缤纷的生命》这本书的作者爱德华·威尔森（Edward O. Wilson），大大礼赞地球生命之丰富与演化之神奇，也提醒我们唯有永续经营，这地球上唯一有能力改变世界的物种——人类，才能与自然美丽的万物共生。他那简洁的警语——"一个行星仅允许一次试验"（One planet，one experiment），让我们联想到我们的身体也如同宇宙中独一无二的行星，如何与数量超过我们自己细胞总数的微生物共存共荣，我们一生仅有一次探索与实践的机缘，来验证生命的真理。

我们如果愿意专注身心的修养，调整大脑思维模式与价值观，利用先进基因检测科技掌握肠道菌的乾坤，并通过健康的生活方式与肠道菌做有益的互动，来实现精准医学的愿景——享受基因所赋予的自然寿命之极限，并发挥科学的想象力及创造力，尝试突破其"天命"的框架。这样我们便能体会庄子所说的"天地有大美而不言"。同样的，我们也可以说"肠道有众菌而不炫"。人生的境界自然由此而澄明自在，游刃有余！